Made in the USA
Monee, IL
13 December 2022

21439312R00072